Ce carnet appartient à :

....

you čan ⦰it

" Nous ne sommes pas des êtres humains vivant une expérience spirituelle ;
nous sommes des êtres spirituels vivant une expérience humaine."

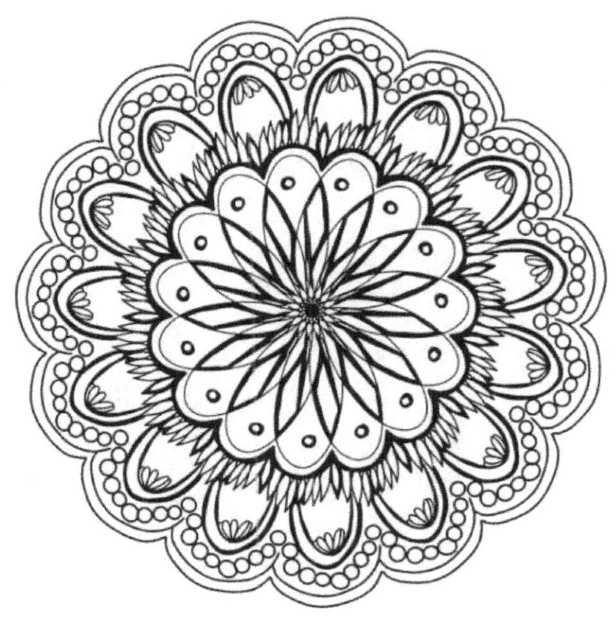

Date :   /   /   Durée de la session :

Objectif de la session :

Tracas physique ou mental / état d'esprit avant la session :

Positions pratiquées :

Accessoires utilisés / musiques :

Améliorations après la session :

Difficultés rencontrées :

Observations :

Date :   /   /   Durée de la session :

Objectif de la session :

Tracas physique ou mental / état d'esprit avant la session :

Positions pratiquées :

Accessoires utilisés / musiques :

Améliorations après la session :

Difficultés rencontrées :

Observations :

Date :   /   /   Durée de la session :

Objectif de la session :

Tracas physique ou mental / état d'esprit avant la session :

Positions pratiquées :

Accessoires utilisés / musiques :

Améliorations après la session :

Difficultés rencontrées :

Observations :

| Date :   /   /   Durée de la session : |

Objectif de la session :

Tracas physique ou mental / état d'esprit avant la session :

Positions pratiquées :

Accessoires utilisés / musiques :

Améliorations après la session :

Difficultés rencontrées :

Observations :

Date :   /   /   Durée de la session :

Objectif de la session :

Tracas physique ou mental / état d'esprit avant la session :

Positions pratiquées :

Accessoires utilisés / musiques :

Améliorations après la session :

Difficultés rencontrées :

Observations :

Date : / /	Durée de la session :

Objectif de la session :

Tracas physique ou mental / état d'esprit avant la session :

Positions pratiquées :

Accessoires utilisés / musiques :

Améliorations après la session :

Difficultés rencontrées :

Observations :

Date :   /   /   Durée de la session :

Objectif de la session :

Tracas physique ou mental / état d'esprit avant la session :

Positions pratiquées :

Accessoires utilisés / musiques :

Améliorations après la session :

Difficultés rencontrées :

Observations :

| Date :   /   / | Durée de la session : |

Objectif de la session :

Tracas physique ou mental / état d'esprit avant la session :

Positions pratiquées :

Accessoires utilisés / musiques :

Améliorations après la session :

Difficultés rencontrées :

Observations :

| Date :   /   / | Durée de la session : |

Objectif de la session :

Tracas physique ou mental / état d'esprit avant la session :

Positions pratiquées :

Accessoires utilisés / musiques :

Améliorations après la session :

Difficultés rencontrées :

Observations :

Date :   /   /   Durée de la session :

Objectif de la session :

Tracas physique ou mental / état d'esprit avant la session :

Positions pratiquées :

Accessoires utilisés / musiques :

Améliorations après la session :

Difficultés rencontrées :

Observations :

| Date :   /   /   Durée de la session : |

Objectif de la session :

Tracas physique ou mental / état d'esprit avant la session :

Positions pratiquées :

Accessoires utilisés / musiques :

Améliorations après la session :

Difficultés rencontrées :

Observations :

| Date :   /   /   Durée de la session : |

Objectif de la session :

Tracas physique ou mental / état d'esprit avant la session :

Positions pratiquées :

Accessoires utilisés / musiques :

Améliorations après la session :

Difficultés rencontrées :

Observations :

Date :   /   /   Durée de la session :

Objectif de la session :

Tracas physique ou mental / état d'esprit avant la session :

Positions pratiquées :

Accessoires utilisés / musiques :

Améliorations après la session :

Difficultés rencontrées :

Observations :

| Date :   /   / | Durée de la session : |

Objectif de la session :

Tracas physique ou mental / état d'esprit avant la session :

Positions pratiquées :

Accessoires utilisés / musiques :

Améliorations après la session :

Difficultés rencontrées :

Observations :

| Date :   /   / | Durée de la session : |

Objectif de la session :

Tracas physique ou mental / état d'esprit avant la session :

Positions pratiquées :

Accessoires utilisés / musiques :

Améliorations après la session :

Difficultés rencontrées :

Observations :

| Date :   /   / | Durée de la session : |

Objectif de la session :

Tracas physique ou mental / état d'esprit avant la session :

Positions pratiquées :

Accessoires utilisés / musiques :

Améliorations après la session :

Difficultés rencontrées :

Observations :

Date :   /   /   Durée de la session :

Objectif de la session :

Tracas physique ou mental / état d'esprit avant la session :

Positions pratiquées :

Accessoires utilisés / musiques :

Améliorations après la session :

Difficultés rencontrées :

Observations :

| Date :   /   /   Durée de la session : |

Objectif de la session :

Tracas physique ou mental / état d'esprit avant la session :

Positions pratiquées :

Accessoires utilisés / musiques :

Améliorations après la session :

Difficultés rencontrées :

Observations :

| Date :   /   /   Durée de la session : |

Objectif de la session :

Tracas physique ou mental / état d'esprit avant la session :

Positions pratiquées :

Accessoires utilisés / musiques :

Améliorations après la session :

Difficultés rencontrées :

Observations :

Date :   /   /   Durée de la session :

Objectif de la session :

Tracas physique ou mental / état d'esprit avant la session :

Positions pratiquées :

Accessoires utilisés / musiques :

Améliorations après la session :

Difficultés rencontrées :

Observations :

Date :   /   /   Durée de la session :

Objectif de la session :

Tracas physique ou mental / état d'esprit avant la session :

Positions pratiquées :

Accessoires utilisés / musiques :

Améliorations après la session :

Difficultés rencontrées :

Observations :

| Date :   /   /   Durée de la session : |

Objectif de la session :

Tracas physique ou mental / état d'esprit avant la session :

Positions pratiquées :

Accessoires utilisés / musiques :

Améliorations après la session :

Difficultés rencontrées :

Observations :

Date :   /   /   Durée de la session :

Objectif de la session :

Tracas physique ou mental / état d'esprit avant la session :

Positions pratiquées :

Accessoires utilisés / musiques :

Améliorations après la session :

Difficultés rencontrées :

Observations :

| Date :   /   /   Durée de la session : |

Objectif de la session :

Tracas physique ou mental / état d'esprit avant la session :

Positions pratiquées :

Accessoires utilisés / musiques :

Améliorations après la session :

Difficultés rencontrées :

Observations :

Date :   /   /   Durée de la session :

Objectif de la session :

Tracas physique ou mental / état d'esprit avant la session :

Positions pratiquées :

Accessoires utilisés / musiques :

Améliorations après la session :

Difficultés rencontrées :

Observations :

| Date :   /   /   Durée de la session : |

Objectif de la session :

Tracas physique ou mental / état d'esprit avant la session :

Positions pratiquées :

Accessoires utilisés / musiques :

Améliorations après la session :

Difficultés rencontrées :

Observations :

Date : / /	Durée de la session :

Objectif de la session :

Tracas physique ou mental / état d'esprit avant la session :

Positions pratiquées :

Accessoires utilisés / musiques :

Améliorations après la session :

Difficultés rencontrées :

Observations :

Date : / /	Durée de la session :

Objectif de la session :

Tracas physique ou mental / état d'esprit avant la session :

Positions pratiquées :

Accessoires utilisés / musiques :

Améliorations après la session :

Difficultés rencontrées :

Observations :

Date :   /   /   Durée de la session :

Objectif de la session :

Tracas physique ou mental / état d'esprit avant la session :

Positions pratiquées :

Accessoires utilisés / musiques :

Améliorations après la session :

Difficultés rencontrées :

Observations :

| Date :   /   /   Durée de la session : |

Objectif de la session :

Tracas physique ou mental / état d'esprit avant la session :

Positions pratiquées :

Accessoires utilisés / musiques :

Améliorations après la session :

Difficultés rencontrées :

Observations :

Date :   /   /   Durée de la session :

Objectif de la session :

Tracas physique ou mental / état d'esprit avant la session :

Positions pratiquées :

Accessoires utilisés / musiques :

Améliorations après la session :

Difficultés rencontrées :

Observations :

Date :   /   /   Durée de la session :

Objectif de la session :

Tracas physique ou mental / état d'esprit avant la session :

Positions pratiquées :

Accessoires utilisés / musiques :

Améliorations après la session :

Difficultés rencontrées :

Observations :

Date :   /   /   Durée de la session :

Objectif de la session :

Tracas physique ou mental / état d'esprit avant la session :

Positions pratiquées :

Accessoires utilisés / musiques :

Améliorations après la session :

Difficultés rencontrées :

Observations :

| Date :   /   / | Durée de la session : |

Objectif de la session :

Tracas physique ou mental / état d'esprit avant la session :

Positions pratiquées :

Accessoires utilisés / musiques :

Améliorations après la session :

Difficultés rencontrées :

Observations :

Date :   /   /   Durée de la session :

Objectif de la session :

Tracas physique ou mental / état d'esprit avant la session :

Positions pratiquées :

Accessoires utilisés / musiques :

Améliorations après la session :

Difficultés rencontrées :

Observations :

| Date :   /   / | Durée de la session : |

Objectif de la session :

Tracas physique ou mental / état d'esprit avant la session :

Positions pratiquées :

Accessoires utilisés / musiques :

Améliorations après la session :

Difficultés rencontrées :

Observations :

Date :   /   /   Durée de la session :

Objectif de la session :

Tracas physique ou mental / état d'esprit avant la session :

Positions pratiquées :

Accessoires utilisés / musiques :

Améliorations après la session :

Difficultés rencontrées :

Observations :

Date :   /   /   Durée de la session :

Objectif de la session :

Tracas physique ou mental / état d'esprit avant la session :

Positions pratiquées :

Accessoires utilisés / musiques :

Améliorations après la session :

Difficultés rencontrées :

Observations :

Date :   /   /   Durée de la session :

Objectif de la session :

Tracas physique ou mental / état d'esprit avant la session :

Positions pratiquées :

Accessoires utilisés / musiques :

Améliorations après la session :

Difficultés rencontrées :

Observations :

Date :   /   /   Durée de la session :

Objectif de la session :

Tracas physique ou mental / état d'esprit avant la session :

Positions pratiquées :

Accessoires utilisés / musiques :

Améliorations après la session :

Difficultés rencontrées :

Observations :

Date :   /   /   Durée de la session :

Objectif de la session :

Tracas physique ou mental / état d'esprit avant la session :

Positions pratiquées :

Accessoires utilisés / musiques :

Améliorations après la session :

Difficultés rencontrées :

Observations :

| Date :   /   /   Durée de la session : |

Objectif de la session :

Tracas physique ou mental / état d'esprit avant la session :

Positions pratiquées :

Accessoires utilisés / musiques :

Améliorations après la session :

Difficultés rencontrées :

Observations :

Date :   /   /   Durée de la session :

Objectif de la session :

Tracas physique ou mental / état d'esprit avant la session :

Positions pratiquées :

Accessoires utilisés / musiques :

Améliorations après la session :

Difficultés rencontrées :

Observations :

Date :   /   /   Durée de la session :

Objectif de la session :

Tracas physique ou mental / état d'esprit avant la session :

Positions pratiquées :

Accessoires utilisés / musiques :

Améliorations après la session :

Difficultés rencontrées :

Observations :

Date :   /   /   Durée de la session :

Objectif de la session :

Tracas physique ou mental / état d'esprit avant la session :

Positions pratiquées :

Accessoires utilisés / musiques :

Améliorations après la session :

Difficultés rencontrées :

Observations :

| Date :   /   / | Durée de la session : |

Objectif de la session :

Tracas physique ou mental / état d'esprit avant la session :

Positions pratiquées :

Accessoires utilisés / musiques :

Améliorations après la session :

Difficultés rencontrées :

Observations :

Date :   /   /   Durée de la session :

Objectif de la session :

Tracas physique ou mental / état d'esprit avant la session :

Positions pratiquées :

Accessoires utilisés / musiques :

Améliorations après la session :

Difficultés rencontrées :

Observations :

| Date :   /   /   Durée de la session : |

Objectif de la session :

Tracas physique ou mental / état d'esprit avant la session :

Positions pratiquées :

Accessoires utilisés / musiques :

Améliorations après la session :

Difficultés rencontrées :

Observations :

Date :   /   /   Durée de la session :

Objectif de la session :

Tracas physique ou mental / état d'esprit avant la session :

Positions pratiquées :

Accessoires utilisés / musiques :

Améliorations après la session :

Difficultés rencontrées :

Observations :

Date :   /   /   Durée de la session :

Objectif de la session :

Tracas physique ou mental / état d'esprit avant la session :

Positions pratiquées :

Accessoires utilisés / musiques :

Améliorations après la session :

Difficultés rencontrées :

Observations :

| Date :   /   /   Durée de la session : |

Objectif de la session :

Tracas physique ou mental / état d'esprit avant la session :

Positions pratiquées :

Accessoires utilisés / musiques :

Améliorations après la session :

Difficultés rencontrées :

Observations :

| Date :   /   / | Durée de la session : |

Objectif de la session :

Tracas physique ou mental / état d'esprit avant la session :

Positions pratiquées :

Accessoires utilisés / musiques :

Améliorations après la session :

Difficultés rencontrées :

Observations :

Date :   /   /   Durée de la session :

Objectif de la session :

Tracas physique ou mental / état d'esprit avant la session :

Positions pratiquées :

Accessoires utilisés / musiques :

Améliorations après la session :

Difficultés rencontrées :

Observations :

| Date :   /   /   Durée de la session : |

Objectif de la session :

Tracas physique ou mental / état d'esprit avant la session :

Positions pratiquées :

Accessoires utilisés / musiques :

Améliorations après la session :

Difficultés rencontrées :

Observations :

Date :   /   /   Durée de la session :
Objectif de la session :
Tracas physique ou mental / état d'esprit avant la session :
Positions pratiquées :
Accessoires utilisés / musiques :
Améliorations après la session :
Difficultés rencontrées :
Observations :

| Date :   /   /   Durée de la session : |

Objectif de la session :

Tracas physique ou mental / état d'esprit avant la session :

Positions pratiquées :

Accessoires utilisés / musiques :

Améliorations après la session :

Difficultés rencontrées :

Observations :

Date :   /   /   Durée de la session :

Objectif de la session :

Tracas physique ou mental / état d'esprit avant la session :

Positions pratiquées :

Accessoires utilisés / musiques :

Améliorations après la session :

Difficultés rencontrées :

Observations :

| Date :   /   /   Durée de la session : |

Objectif de la session :

Tracas physique ou mental / état d'esprit avant la session :

Positions pratiquées :

Accessoires utilisés / musiques :

Améliorations après la session :

Difficultés rencontrées :

Observations :

| Date :   /   /   Durée de la session : |

Objectif de la session :

Tracas physique ou mental / état d'esprit avant la session :

Positions pratiquées :

Accessoires utilisés / musiques :

Améliorations après la session :

Difficultés rencontrées :

Observations :

Date :   /   /   Durée de la session :

Objectif de la session :

Tracas physique ou mental / état d'esprit avant la session :

Positions pratiquées :

Accessoires utilisés / musiques :

Améliorations après la session :

Difficultés rencontrées :

Observations :

| Date :   /   /   Durée de la session : |

Objectif de la session :

Tracas physique ou mental / état d'esprit avant la session :

Positions pratiquées :

Accessoires utilisés / musiques :

Améliorations après la session :

Difficultés rencontrées :

Observations :

Date :   /   /   Durée de la session :

Objectif de la session :

Tracas physique ou mental / état d'esprit avant la session :

Positions pratiquées :

Accessoires utilisés / musiques :

Améliorations après la session :

Difficultés rencontrées :

Observations :

Date :   /   /   Durée de la session :

Objectif de la session :

Tracas physique ou mental / état d'esprit avant la session :

Positions pratiquées :

Accessoires utilisés / musiques :

Améliorations après la session :

Difficultés rencontrées :

Observations :

Date :   /   /   Durée de la session :

Objectif de la session :

Tracas physique ou mental / état d'esprit avant la session :

Positions pratiquées :

Accessoires utilisés / musiques :

Améliorations après la session :

Difficultés rencontrées :

Observations :

Date :   /   /   Durée de la session :

Objectif de la session :

Tracas physique ou mental / état d'esprit avant la session :

Positions pratiquées :

Accessoires utilisés / musiques :

Améliorations après la session :

Difficultés rencontrées :

Observations :

| Date :   /   /   Durée de la session : |

Objectif de la session :

Tracas physique ou mental / état d'esprit avant la session :

Positions pratiquées :

Accessoires utilisés / musiques :

Améliorations après la session :

Difficultés rencontrées :

Observations :

| Date :   /   /   Durée de la session : |

Objectif de la session :

Tracas physique ou mental / état d'esprit avant la session :

Positions pratiquées :

Accessoires utilisés / musiques :

Améliorations après la session :

Difficultés rencontrées :

Observations :

| Date :   /   /   Durée de la session : |

Objectif de la session :

Tracas physique ou mental / état d'esprit avant la session :

Positions pratiquées :

Accessoires utilisés / musiques :

Améliorations après la session :

Difficultés rencontrées :

Observations :

| Date :   /   /   Durée de la session : |

Objectif de la session :

Tracas physique ou mental / état d'esprit avant la session :

Positions pratiquées :

Accessoires utilisés / musiques :

Améliorations après la session :

Difficultés rencontrées :

Observations :

Date : / /	Durée de la session :

Objectif de la session :

Tracas physique ou mental / état d'esprit avant la session :

Positions pratiquées :

Accessoires utilisés / musiques :

Améliorations après la session :

Difficultés rencontrées :

Observations :

Date :   /   /   Durée de la session :

Objectif de la session :

Tracas physique ou mental / état d'esprit avant la session :

Positions pratiquées :

Accessoires utilisés / musiques :

Améliorations après la session :

Difficultés rencontrées :

Observations :

| Date :   /   /   Durée de la session : |

Objectif de la session :

Tracas physique ou mental / état d'esprit avant la session :

Positions pratiquées :

Accessoires utilisés / musiques :

Améliorations après la session :

Difficultés rencontrées :

Observations :

Date :   /   /   Durée de la session :

Objectif de la session :

Tracas physique ou mental / état d'esprit avant la session :

Positions pratiquées :

Accessoires utilisés / musiques :

Améliorations après la session :

Difficultés rencontrées :

Observations :

| Date :   /   /   Durée de la session : |

Objectif de la session :

Tracas physique ou mental / état d'esprit avant la session :

Positions pratiquées :

Accessoires utilisés / musiques :

Améliorations après la session :

Difficultés rencontrées :

Observations :

Date :   /   /   Durée de la session :

Objectif de la session :

Tracas physique ou mental / état d'esprit avant la session :

Positions pratiquées :

Accessoires utilisés / musiques :

Améliorations après la session :

Difficultés rencontrées :

Observations :

| Date :   /   / | Durée de la session : |

Objectif de la session :

Tracas physique ou mental / état d'esprit avant la session :

Positions pratiquées :

Accessoires utilisés / musiques :

Améliorations après la session :

Difficultés rencontrées :

Observations :

Date :   /   /   Durée de la session :

Objectif de la session :

Tracas physique ou mental / état d'esprit avant la session :

Positions pratiquées :

Accessoires utilisés / musiques :

Améliorations après la session :

Difficultés rencontrées :

Observations :

| Date :   /   / | Durée de la session : |

Objectif de la session :

Tracas physique ou mental / état d'esprit avant la session :

Positions pratiquées :

Accessoires utilisés / musiques :

Améliorations après la session :

Difficultés rencontrées :

Observations :

Date :   /   /   Durée de la session :

Objectif de la session :

Tracas physique ou mental / état d'esprit avant la session :

Positions pratiquées :

Accessoires utilisés / musiques :

Améliorations après la session :

Difficultés rencontrées :

Observations :

| Date :   /   /   Durée de la session : |

Objectif de la session :

Tracas physique ou mental / état d'esprit avant la session :

Positions pratiquées :

Accessoires utilisés / musiques :

Améliorations après la session :

Difficultés rencontrées :

Observations :

| Date :   /   /   Durée de la session : |

Objectif de la session :

Tracas physique ou mental / état d'esprit avant la session :

Positions pratiquées :

Accessoires utilisés / musiques :

Améliorations après la session :

Difficultés rencontrées :

Observations :

Date :   /   /   Durée de la session :

Objectif de la session :

Tracas physique ou mental / état d'esprit avant la session :

Positions pratiquées :

Accessoires utilisés / musiques :

Améliorations après la session :

Difficultés rencontrées :

Observations :

| Date :   /   / | Durée de la session : |

Objectif de la session :

Tracas physique ou mental / état d'esprit avant la session :

Positions pratiquées :

Accessoires utilisés / musiques :

Améliorations après la session :

Difficultés rencontrées :

Observations :

Date :   /   /   Durée de la session :

Objectif de la session :

Tracas physique ou mental / état d'esprit avant la session :

Positions pratiquées :

Accessoires utilisés / musiques :

Améliorations après la session :

Difficultés rencontrées :

Observations :

Date :   /   /   Durée de la session :

Objectif de la session :

Tracas physique ou mental / état d'esprit avant la session :

Positions pratiquées :

Accessoires utilisés / musiques :

Améliorations après la session :

Difficultés rencontrées :

Observations :

| Date :   /   /   Durée de la session : |

Objectif de la session :

Tracas physique ou mental / état d'esprit avant la session :

Positions pratiquées :

Accessoires utilisés / musiques :

Améliorations après la session :

Difficultés rencontrées :

Observations :

| Date :   /   /   Durée de la session : |
| Objectif de la session : |
| Tracas physique ou mental / état d'esprit avant la session : |
| Positions pratiquées : |
| Accessoires utilisés / musiques : |
| Améliorations après la session : |
| Difficultés rencontrées : |
| Observations : |

Date :   /   /   Durée de la session :

Objectif de la session :

Tracas physique ou mental / état d'esprit avant la session :

Positions pratiquées :

Accessoires utilisés / musiques :

Améliorations après la session :

Difficultés rencontrées :

Observations :

Date :   /   /   Durée de la session :

Objectif de la session :

Tracas physique ou mental / état d'esprit avant la session :

Positions pratiquées :

Accessoires utilisés / musiques :

Améliorations après la session :

Difficultés rencontrées :

Observations :

Date :   /   /   Durée de la session :

Objectif de la session :

Tracas physique ou mental / état d'esprit avant la session :

Positions pratiquées :

Accessoires utilisés / musiques :

Améliorations après la session :

Difficultés rencontrées :

Observations :

| Date :   /   /   Durée de la session : |

Objectif de la session :

Tracas physique ou mental / état d'esprit avant la session :

Positions pratiquées :

Accessoires utilisés / musiques :

Améliorations après la session :

Difficultés rencontrées :

Observations :

| Date :   /   /   Durée de la session : |

Objectif de la session :

Tracas physique ou mental / état d'esprit avant la session :

Positions pratiquées :

Accessoires utilisés / musiques :

Améliorations après la session :

Difficultés rencontrées :

Observations :

| Date :   /   /   Durée de la session : |

Objectif de la session :

Tracas physique ou mental / état d'esprit avant la session :

Positions pratiquées :

Accessoires utilisés / musiques :

Améliorations après la session :

Difficultés rencontrées :

Observations :

Date :   /   /   Durée de la session :

Objectif de la session :

Tracas physique ou mental / état d'esprit avant la session :

Positions pratiquées :

Accessoires utilisés / musiques :

Améliorations après la session :

Difficultés rencontrées :

Observations :

Date :   /   /   Durée de la session :

Objectif de la session :

Tracas physique ou mental / état d'esprit avant la session :

Positions pratiquées :

Accessoires utilisés / musiques :

Améliorations après la session :

Difficultés rencontrées :

Observations :

Date :   /   /   Durée de la session :

Objectif de la session :

Tracas physique ou mental / état d'esprit avant la session :

Positions pratiquées :

Accessoires utilisés / musiques :

Améliorations après la session :

Difficultés rencontrées :

Observations :

Date :   /   /   Durée de la session :

Objectif de la session :

Tracas physique ou mental / état d'esprit avant la session :

Positions pratiquées :

Accessoires utilisés / musiques :

Améliorations après la session :

Difficultés rencontrées :

Observations :

| Date :   /   /   Durée de la session : |

Objectif de la session :

Tracas physique ou mental / état d'esprit avant la session :

Positions pratiquées :

Accessoires utilisés / musiques :

Améliorations après la session :

Difficultés rencontrées :

Observations :

Date :   /   /   Durée de la session :
Objectif de la session :
Tracas physique ou mental / état d'esprit avant la session :
Positions pratiquées :
Accessoires utilisés / musiques :
Améliorations après la session :
Difficultés rencontrées :
Observations :